U0908978

CHANGJIAN GANGCHANG JIBING

常见肛肠疾病

常忠生　李佳辉　王　琳　李向新　◎　主编

上海大学出版社

图书在版编目（CIP）数据

常见肛肠疾病中医健康教育手册 / 常忠生等主编 . 上海：上海大学出版社，2025. 7. -- ISBN 978-7-5671-5322-6

Ⅰ. R266-62；R248.2-62

中国国家版本馆 CIP 数据核字第 2025DD4250 号

责任编辑　陈　露
书籍设计　缪炎栩
技术编辑　金　鑫　钱宇坤

常见肛肠疾病中医健康教育手册

常忠生 李佳辉 王琳 李向新　主编

出版发行　上海大学出版社出版发行
地　　址　上海市上大路 99 号
邮政编码　200444
网　　址　www.shupress.cn
发行热线　021-66135109
出 版 人　余洋

印　　刷　商务印书馆上海印刷有限公司
经　　销　各地新华书店
开　　本　787mm × 1092mm　1/32
印　　张　3.25
字　　数　85 千
版　　次　2025 年 7 月第 1 版
印　　次　2025 年 7 月第 1 次
书　　号　ISBN 978-7-5671-5322-6/R · 129
定　　价　45.00 元

编 委 会

主 编 常忠生 李佳辉 王 琳 李向新

主 审 冯 煜 王富文

副主编 陆彩忠 朱丽春 孙红霞 常耀文

编 委 （按姓氏笔画排序）

丁 雁 孔芳怡 朱海英 朱煜璋

余 肖 张 军 张 英 陆燕华

赵春燕 胡 平 钟 萍 施苗青

钱 剑 徐少英 唐燕萍 黄 燕

曹婷婷 傅军伟 曾代山 谢丽丽

序——守护生命隐秘角落的光

健康之道，始于细微。肛肠之疾，虽隐于私密，却关乎日常舒适与生命质量。现代生活节奏匆匆，久坐、饮食不精、作息无常，皆易扰动肛肠平衡，埋下隐患。然此类问题常因讳疾忌医而延误，徒增苦楚。

本书以科学为纲，以通俗为笔，将深奥的医学知识化繁为简，从预防到调护，从病因到康复，娓娓道来。愿读者能借此书拂去误解，以坦然之心守护肛肠健康，让生活少一分隐痛，多一分从容。

防患未然，治在未病。愿此书成为您健康之路的一盏小灯，照亮那些被忽略的角落。

——谨献给每一位关注健康的智者

前言 PREFACE

中医药在防治肛肠疾病方面历史悠久，早在春秋战国时期，中医就对肛肠疾病有所认识，在传承与发展中提出了饮食不节、久坐久立、风、湿、燥、火等病因病机；在治疗方面，有内治法、外治法。

本书以图文并茂的形式，向患者科普和宣传肛肠相关疾病的防病、治病、康复知识，方便读者正确掌握肛肠疾病的预防和保健，提升患者的配合度，从而大大提高中医药疗效。

本书总结了我们长期在临床运用有效的中西医结合护理经验，针对混合痔、肛漏、肛痈等常见病症，融治疗、饮食指导、生活起居、情志疏导为一体，给予患者较详细和规范的具有中医特色的健康宣教。

本书内容可供患者和家属作为参考，面对具体问题以咨询医生、护士为主。同时请各位读者多提宝贵意见和建议，我们也会结合临床实际不断持续改进。最后祝大家早日康复。

编者

2025 年 5 月 12 日

目录 CONTENTS

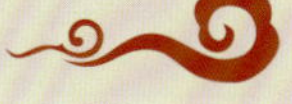

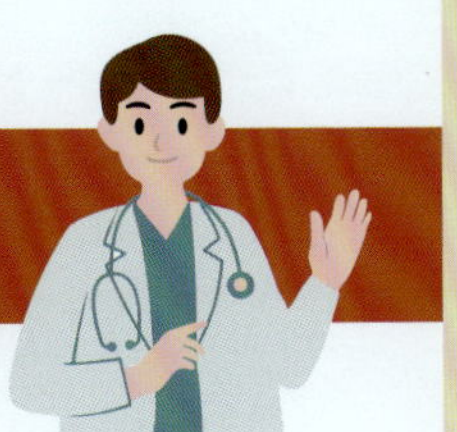

混合痔

混合痔是内痔和相应部位的外痔静脉丛共同曲张、扩大，相互沟通吻合形成的痔，是一种常见的肛门良性疾病。混合痔可单发也可多发，任何年龄都可发病，但随年龄增长，发病率增高。

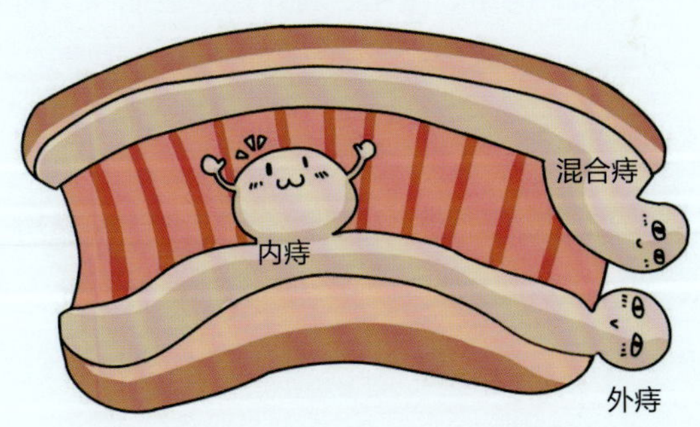

一 治疗方法

1. 内治法

（1）风伤肠络证

[治法] 清热凉血祛风。

[方药] 凉血地黄汤加减。生地黄、当归尾、槐角、地榆、黄芩、黄连、升麻、荆芥、赤芍、枳壳、天花粉、生甘草等。

（2）湿热下注证

[治法] 清热利湿止血。

[方药] 脏连丸加减。黄连、黄芩、生地黄、赤芍、当归、槐角、槐花、荆芥穗、地榆炭、阿胶。

（3）气滞血瘀证

[治法] 清热利湿，祛风活血。

[方药] 止痛如神汤加减。秦艽、桃仁、皂角子、苍术、防风、黄柏、当归尾、泽泻、槟榔、熟大黄。肿物紫暗明显者，加红花、牡丹皮；肿物淡红光亮者，加龙胆草、木通等。

（4）脾虚气陷证

[治法]补中益气。

[方药]补中益气汤加减，贫血较甚时合四物汤。黄芪、人参、白术、当归、炙甘草、升麻、柴胡、陈皮等。

2. 保守治疗

（1）饮食疗法：调整饮食结构，包括摄入足量的液体和膳食纤维，以及形成良好的排便习惯，对预防痔的发生和痔的非手术治疗有重要意义。

（2）坐浴：可用苦参汤煎水坐浴。

（3）磁疗：推荐用于缓解痔的急性发作期及痔术后水肿、疼痛等症状的治疗，其原理是磁疗棒在肛管内产生的横向、竖向磁场能改善血液微循环障碍，纠正组织缺血、缺氧，促进渗出物吸收，消除炎症。

3. 药物治疗

（1）缓泻剂：口服纤维类缓泻剂对患者具有良好的治疗作用，可缓解痔症状，减少出血。

（2）静脉活性药物：静脉活性药物是一类由植物提取物或合成化合物组成的异质类药物，可用于治疗急性和慢性痔，其确切的作用机制尚不清楚，但已证明可改善静脉张力，稳定毛细血管通透性和增加淋巴引流。

（3）局部外用药物：包括栓剂、软膏和洗剂。软膏常用于齿线以下的病灶，而栓剂则用于齿线以上的病灶。

4. 器械治疗

（1）胶圈套扎法：该法是应用橡胶圈对内痔进行弹性结扎的一种方法，其原理是通过器械将小型胶圈套扎在内痔的基底部，通常位于齿线上方的不敏感区域，利用胶圈持续的弹性束扎力来阻断内痔的血液供给，造成组织缺血性坏死，坏死的组织通常会在术后7~10天内脱落。

（2）注射疗法：该法的原理是通过将药物注射到痔组织内及周围组织中，从而诱发痔血管闭塞、组织纤维化而使痔组织萎缩、出血停止等，其作用机制根据注射药物的不同而有所区别。常用的注射药物有消痔灵注射液、芍倍注射液、15% 氯化钠溶液、50% 葡萄糖溶液、5% 石炭酸杏仁油和 95% 乙醇等。

5. 手术治疗

（1）痔切除术：这是一种传统的痔切除方法，采用的主要是外剥内扎术。鉴于对手术创面处理的不同,存在开放式和闭合式两种手术类型。最具代表性的术式为 Milligan Morgan 手术（创面开放式）和 Ferguson 手术（创面闭合式）。该方法治疗效果明确，成功率较高，是Ⅲ ~ Ⅳ度痔患者的首选手术疗法和“金标准术式”。但术后疼痛、恢复期较长，肛门自制功能及肛管精细感觉受到一定影响。

（2）痔吻合器手术：该手术是一种利用圆形吻合器经肛门环形切除齿线近端黏膜下层组织，从而引起肛垫侧移和供血动脉中断的一种手术技术。

（3）经肛痔动脉结扎术：通过结扎阻断供

应痔核的动脉血管，阻断痔供血，从而促使痔组织萎缩并减轻痔脱垂症状。与痔切除术相比，经肛痔动脉结扎术具有减轻术后疼痛和快速恢复的优势，但术后复发率较高。

二 饮食指导

1. 辨证饮食指导

风伤肠络证：饮食以偏凉食物为主，如芹菜、苦瓜、鲜藕等，以凉血止血清热为主，忌食辛辣、刺激的食物。

湿热下注证：宜食绿豆、薏苡仁等健脾利湿之品，可用芦根、菊花煎茶饮，忌食辛辣、刺激的食物。

气滞血瘀证：可使用理气通络，活血化瘀之品，如佛手、柠檬片泡茶饮，忌食生冷的食物。

脾虚气陷证：饮食易消化，营养丰富，多食补气益中之品，如莲子、扁豆、红枣、黄芪等。

2. 常用食疗方

马兰汤（《本草纲目》）

[食材] 鲜马兰 60~120 克。

[做法] 用水煮汤，过滤后加糖，喝汁，每次 15 毫升，每日 3 次。

[功效] 清热利湿止血。

菜头煲猪大肠

[食材] 鲜菜头 100 克，猪大肠 50 克。

[做法] 将大肠洗净，菜头分别切段，加清水适量，煮 2 小时，去菜头加盐少量调味，吃大肠饮汤。

[功效] 清热凉血、解毒消肿。

三 用药指导

风伤肠络证：中药汤剂宜饭后凉服。肛门有瘙痒者，可中药熏洗坐浴，有清热解毒之效。

湿热下注证：中药汤剂宜温服，痔核脱出者可中药熏洗坐浴，遵医嘱用防风、蒲公英、黄柏熏洗坐浴。糖尿病患者应注意血糖的变化。

气滞血瘀证：中药汤剂宜饭后服用，服药期间可适当活动以活血通畅。

脾虚气陷证：中药汤剂宜温服，服药期间避免受凉。

四 生活起居

（1）保持肛门及会阴部清洁，换药、便后及每晚温水清洗。

（2）换药前及排便后遵医嘱予中药熏洗坐浴。

（3）避免肛门局部刺激，便纸宜柔软，不穿紧身裤和粗糙内裤。

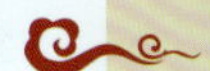

（4）养成定时排便的习惯，便秘时绕脐周顺时针按摩腹部，每日 3 次，每次 20~30 圈。

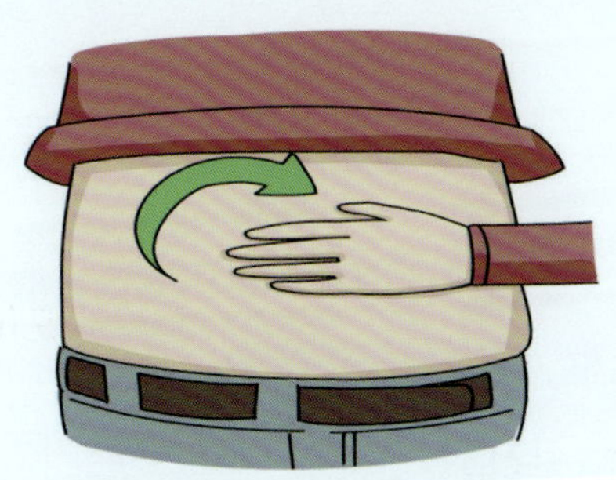

（5）避免增加腹压的动作，如避免用力排便、咳嗽、久站、久蹲等。

（6）进行提肛运动。

五 情志调理

（1）保持心情愉快，病友间相互交流治疗体会，增强治疗信心。

（2）当患者发生疼痛时，陪伴家属将会受到患者的影响，表现出焦虑不安的情绪，这种情绪又反过来影响到患者，致使患者疼痛加重。

所以，在护理时，也要同时安定患者家属的情绪，家属的陪伴鼓励会使患者得到安慰，疼痛缓解。

六 中医特色技术

（1）术后排便困难：运用艾灸，取穴中脘、神阙、天枢、气海、关元、商阳、合谷、承山、膀胱、足三里、二白以助通便、缓解腹胀；运用中医定向透药缓解术后腹胀、便秘：取足三里、中脘、大肠俞、神阙、内关、脾俞、胃俞、肺俞等穴，予以吴茱萸膏、大黄膏（大黄粉）等以润肠通便、增加胃肠蠕动，促进胃肠功能恢复；运用穴位按摩缓解便秘，取穴足三里、合谷、上巨虚、大肠俞、天枢、中脘、关元等。

（2）术后排尿困难：遵医嘱运用艾灸，取穴关元、气海、中极，可通利小便。

（3）术后疼痛：运用穴位按摩缓解术后疼痛，取穴肝俞、胆俞、曲池、内关、太阳、百会、

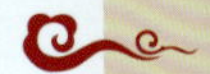

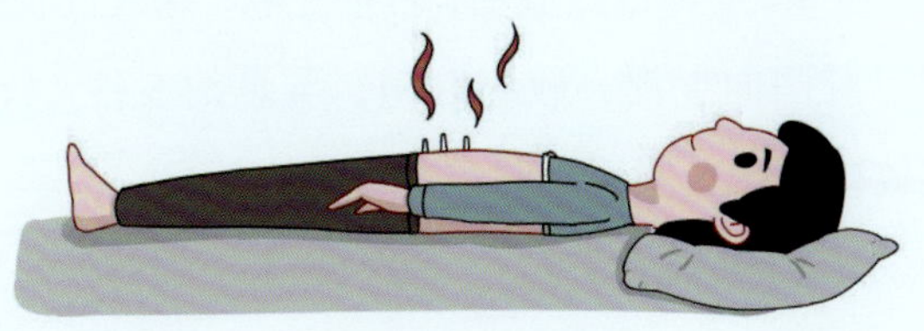

合谷、后溪、足三里、承山、中脘、阿是穴等；运用耳穴贴压缓解止痛，取穴神门、皮质下、肛门、直肠；运用中药熏洗，每日 2 次，缓解局部肿痛。

七 康复锻炼

术后早期会有肛门下坠感或便意，是敷料刺激所致，术后 3 天内尽量避免排便，以利于伤口愈合，之后应保持大便通畅，防止用力排便使伤口裂开，如有便秘，可口服缓泻剂。

我们推荐提肛运动，该运动可促进肌肉舒缩，改善局部血液循环，减轻静脉淤血曲张。方法如下：

（1）全身自然放松，舌抵上颚，深吸气收腹，同时肛门向上提，收缩肛门，屏息约5秒，深呼气放松腹肌，同时舒张肛门，全身放松。

（2）每日1～2次，每次30下或保持5分钟。

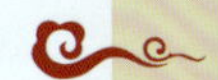

肛周脓肿

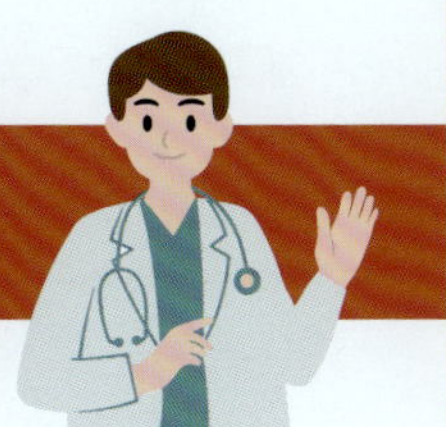

肛痈，中医病名，即肛周脓肿，是指直肠周围间隙发生急慢性感染而形成的脓肿。肛痈的发生绝大部分与肛隐窝炎有关，其临床特点是发病急骤、肛周剧痛，伴全身高热，脓肿破溃后易形成瘘管。

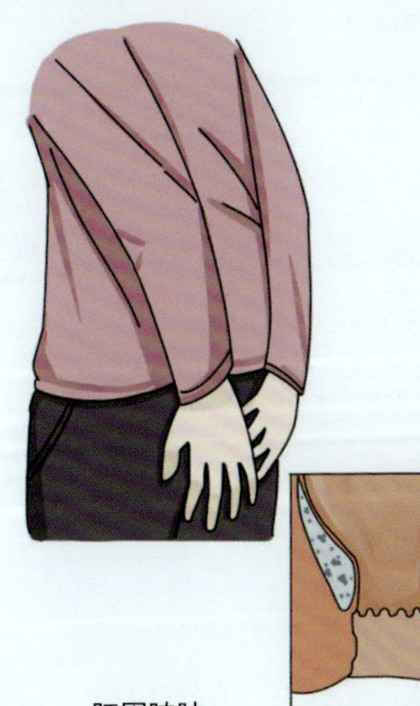

肛周脓肿

一 治疗方法

1. 内治法

（1）火毒蕴结证

[治法]清热解毒。

[方药]仙方活命饮或黄连解毒汤。皂角刺、当归、金银花、赤芍、乳香、没药、黄连、黄芩、黄柏等。

（2）热毒炽盛证

[治法]清热解毒。

[方药]解毒透脓汤等。金银花、连翘、赤芍、蒲公英、皂角刺、紫花地丁、生黄芪、薏苡仁、当归、白茯苓等。中成药可用裸花紫珠颗粒。

（3）阴虚毒恋证

[治法]养阴清热。

[方药]青蒿鳖甲汤合三妙散加减。青蒿、鳖甲、生地黄、知母、苍术、黄柏、牛膝等。

2. 外治法

（1）外敷：消肿止痛。阳证用金黄膏等，

阴证用冲和膏、小金丸等。

（2）塞药：清热消肿止痛，如普济痔疮栓、复方角菜酸酯栓等。

（3）熏洗：利湿止痛，收敛消肿。方用中药熏洗包。

3. 手术治疗

（1）肛周脓肿切开引流术：适用于肛管前后浅间隙脓肿、坐骨直肠间隙脓肿、马蹄形脓肿等。

（2）肛周脓肿一次性根治术：适用于肛周皮下脓肿，能确定内口的坐骨直肠窝脓肿等。

（3）切开挂线术：适用于不能确定内口的坐骨直肠窝脓肿、肌间脓肿、骨盆直肠间隙脓肿及脓腔通过肛管直肠环者。

4. 物理治疗

（1）局部治疗：使用透热法、硫酸镁湿敷法或热敷法等，改善肛周血液循环，促进炎症消退。

（2）温水坐浴：辅助治疗方法，可以缓解症状，促进伤口恢复。

二 饮食指导

1. 辨证饮食指导

火毒蕴结证：宜食清热泻火解毒的食品，如野菊花代茶饮。

热毒炽盛证：宜食清热利湿解毒的食品，如冬瓜、丝瓜、西瓜等。

阴虚毒恋证：宜食滋阴降火的食品，如生梨、绿豆、黄瓜等。

2. 常用食疗方

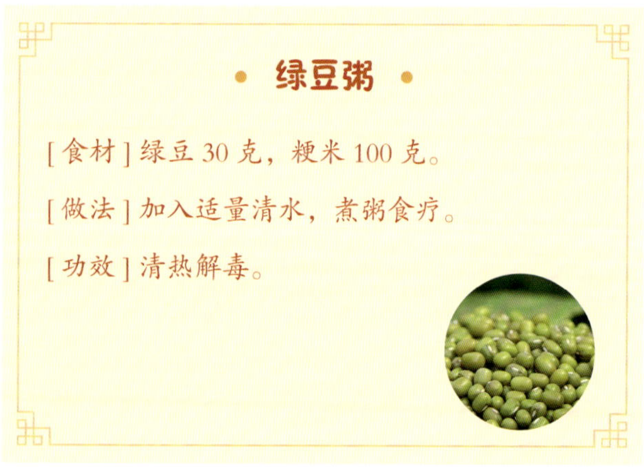

绿豆粥

[食材] 绿豆 30 克，粳米 100 克。

[做法] 加入适量清水，煮粥食疗。

[功效] 清热解毒。

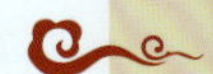

冬瓜双豆汤

[食材]冬瓜 100 克，蚕豆和绿豆各 30 克。

[做法]冬瓜切皮洗净，将蚕豆绿豆同时加入砂锅中，加入适量的水，熟后食用。

[功效]清热解毒。

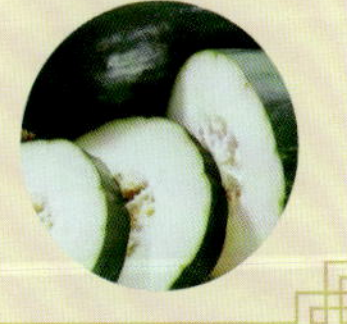

三 用药指导

火毒蕴结证： 中药汤剂宜凉服，服药后宜休息。中药熏洗时环境温度适宜，水温适宜偏凉。保持大便通畅，便秘者可短期使用缓泻药。

热毒炽盛证： 中药汤剂宜凉服，外敷伤口可用金黄膏，药膏厚度均匀、稍厚。脓肿溃破用药线引流时，外敷药膏相对要薄，保证引流通畅。

阴虚毒恋证： 中药汤剂宜温服。

四 生活起居

（1）每次排便不宜超过 10 分钟，排便时勿努挣。

（2）保持肛周皮肤清洁干燥，勤换内裤，脓肿部位不宜挤压、碰撞。

（3）劳逸结合，加强体育锻炼。

（4）积极预防和治疗肛门疾病，如肛裂、肛窦炎、肛腺炎、腹泻、内外痔等。

五 情志调理

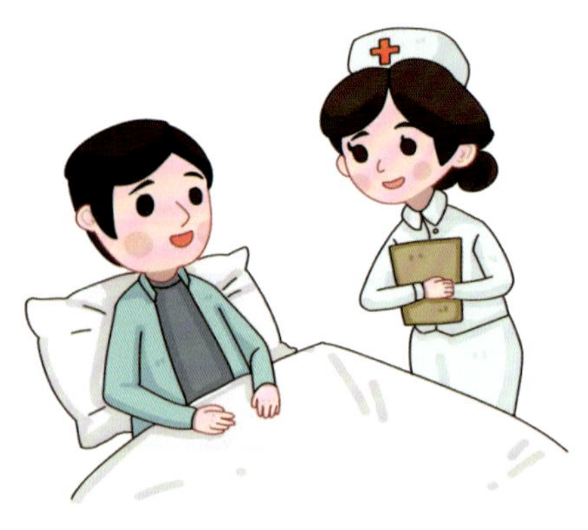

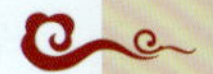

（1）采用放松术，如听舒缓音乐、放松全身肌肉、谈话等方法转移注意力。

（2）病友间进行沟通交流，获得情感支持。

（3）取得家属的支持和陪伴。

六 中医特色技术

（1）术前紧张焦虑：予以情志护理并遵医嘱予以经穴推拿联合雷火灸技术，取穴太阳、风池、印堂、百会、内关穴，以缓解患者紧张焦虑情绪。遵医嘱中药泡洗，时间约 30 分钟为宜，每日 1 次，10 次为一疗程，以助睡眠。

（2）术后排尿困难：遵医嘱穴位敷贴，时间为 6 ~ 8 小时，每日 1 次，10 次为一疗程，取神阙、承山、支沟、足三里等穴。

（3）术后肛门水肿：遵医嘱予以经穴推拿，取大肠俞、小肠俞、气海俞、关元俞、肾俞、三焦俞穴，每日一次，以温经通络消肿促进伤口愈合，加速康复。

七 康复锻炼

养成定时排便的习惯，便秘时指导每日绕脐周顺时针按摩腹部，每日 3 次，每次 20 ~ 30 圈。

不良排便习惯可以借助“TONE”法来纠正：时间（time，T），排便时间 3~5 分钟；一次（one，O），每日排便一次，排便时勿过度用力；不（no，N），不看报纸或接打电话；进食（eat，E），每日摄入充足的纤维素和 1500 ~ 2000 毫升水。

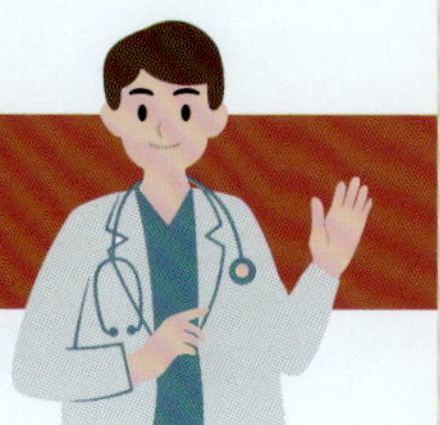

肛瘘

肛瘘，又称肛管直肠瘘，是肛管或直肠与肛周皮肤相通的肉芽肿性管道，主要侵犯肛管，很少涉及直肠，故常称为肛瘘，内口多位于齿线附近，外口位于肛周皮肤处。整个瘘管壁由增厚的纤维组织组成，内覆一层肉芽组织，经久不愈。

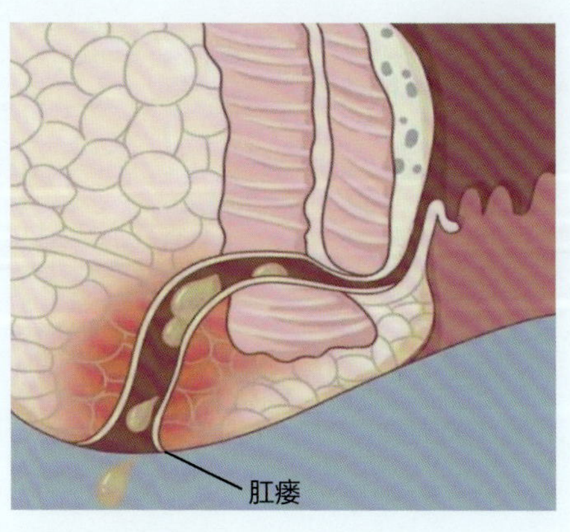

发病率仅次于痔，多见于男性青壮年，可能与男性的性激素靶器官之一皮脂腺分泌旺盛有关。

一 治疗方法

1. 内治法

（1）湿热下注证

[治法]清热利湿。

[方药]解毒透脓汤加减。生黄芪、赤芍、当归、金银花、连翘、皂角刺等。中成药可用裸花紫珠颗粒等。

（2）正虚邪恋证

[治法]扶正祛邪。

[方药]八珍汤加清热解毒药。生地黄、当归、白芍、川芎、党参、白术、茯苓、甘草、金银花、连翘等。

（3）阴液亏虚证

[治法]养阴清热。

[方药]青蒿鳖甲汤加减。知母、牡丹皮、生地黄、青蒿、鳖甲等。

2. 外治法

（1）熏洗：利湿止痛，收敛消肿。方用中药熏洗包（苦参、蒲公英、黄柏、防风）或（连翘、蒲公英、紫花地丁、芒硝、防风、牛黄）。

（2）塞药：清热消肿，止痛。方用普济痔疮栓、冰黄肤乐软膏等。

3. 手术治疗

（1）肛瘘切除术：适用于低位单纯性肛瘘。

（2）肛瘘切开加挂线术：适用于高位肛瘘。

（3）肛瘘拖线术：适用于支管较长的复杂性肛瘘。

（4）肛瘘旷置术：适用于复杂性高位肛瘘。主病灶（内口、主瘘管）处理，支管旷置。

4. 中医诊疗技术

中医外治（中药熏洗治疗、敷贴疗法、中药涂擦治疗、中药化腐清创术等）；针刺（普通针刺、耳穴贴压等）；灸法；中医特殊疗法（药线引流治疗）等。

二 饮食指导

1. 辨证饮食指导

湿热下注证：宜食健脾利湿的食品，如菜花、扁豆、冬瓜等。

正虚邪恋证：宜食扶正祛邪的食品，如大枣、木耳、藕、豌豆等。

2. 常用食疗方

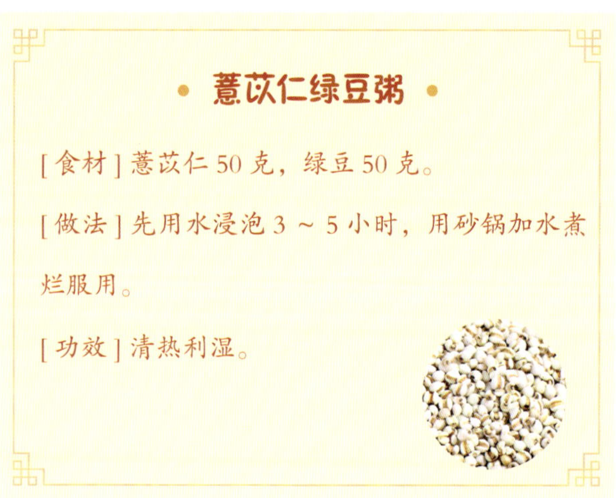

薏苡仁绿豆粥

[食材] 薏苡仁 50 克，绿豆 50 克。

[做法] 先用水浸泡 3 ~ 5 小时，用砂锅加水煮烂服用。

[功效] 清热利湿。

黑芝麻粳米粥

[食材] 黑芝麻 25 克，粳米 50 克。

[做法] 加水煮粥食疗。

[功效] 补肾益气、润肠通便。

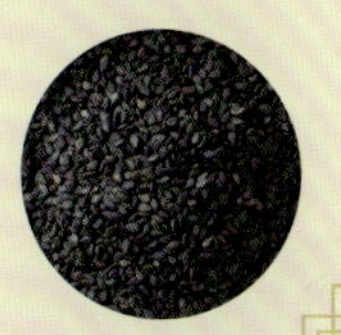

全鳖猪大肠

[食材] 活鳖 1 个，猪大肠 500 克。

[做法] 用水煮汤，食盐适量，食肉喝汤，每日 1 次，10 ~ 15 天为 1 疗程。

[功效] 以脏补脏，生肌长肉。

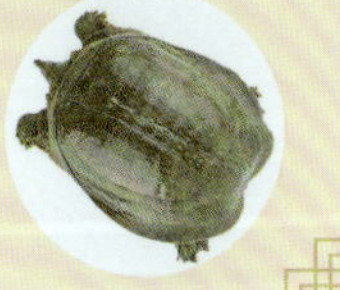

三 用药指导

湿热下注证：中药汤剂宜温服，服药期间避免受凉。注意休息，不宜劳累过度，若有发热、局部红肿应卧床休息。

正虚邪恋证：中药汤剂宜温服，服药期间忌生冷、刺激。

阴液亏虚证：中药汤剂宜空腹或饭前1小时服用，服药期间以素食为主，忌辛辣、黏腻之品。

四 生活起居

（1）保持肛门及会阴部清洁，换药、便后及每晚温水清洗。

（2）换药前及排便后遵医嘱予中药熏洗坐浴。

（3）勿负重、远行，防止过度劳倦；忌久坐、久立或久蹲，坐位时最好选用“0”形软坐垫。

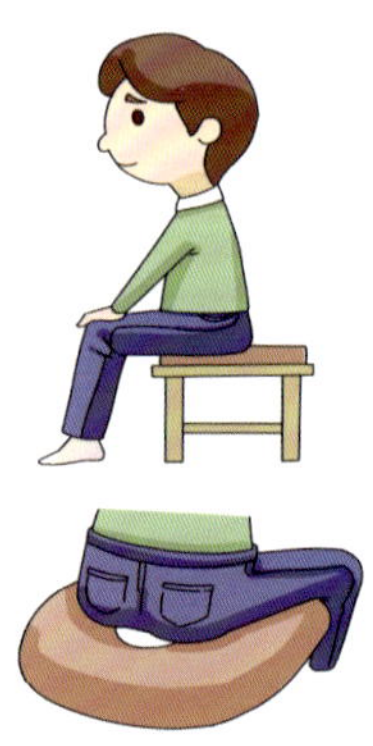

（4）术区结扎线完全脱落后指导患者行提肛运动。方法：深吸气时收缩并提肛门，呼气时将肛门缓慢放松，一收一放为 1 次；每日晨起及睡前各做 20 ~ 30 次。

五 情志调理

（1）采用放松术，如听舒缓音乐、放松全身肌肉、谈话等方法转移注意力。

（2）病友间进行沟通交流，以获得情感支持。

六 中医特色技术

（1）术后排便困难：运用艾灸，取穴中脘、神阙、天枢、气海、关元、商阳、合谷、承山、膀胱、足三里、二白以助通便、缓解腹胀；运用中医定向透药缓解术后腹胀、便秘，取穴足三里、中脘、大肠俞、神阙、内关、脾俞、胃俞、肺俞等，予以吴茱萸膏、大黄膏（大黄粉）等以润肠通便，增加胃肠蠕动，促进胃肠功能恢复；运用穴位按摩缓解便秘，取穴足三里、合谷、上巨虚、大肠俞、天枢、中脘、关元等以通便。

（2）术后排尿困难：遵医嘱运用艾灸，取穴关元、气海、中极可通利小便。

（3）术后疼痛：运用穴位按摩缓解术后疼痛，取穴肝俞、胆俞、曲池、内关、太阳、百会、合谷、后溪、足三里、承山、中脘、阿是穴等以止痛；运用耳穴贴压缓解止痛，取穴神门、皮质下、肛门、直肠。运用中药熏洗，每日2次，缓解局部肿痛。

七 康复锻炼

（1）提肛运动：促进肌肉收缩，改善局部血液循环，减轻静脉淤血曲张。方法：深吸气时收缩并提肛门，呼气时将肛门缓慢放松，一收一放为1次；每日晨起及睡前各做1遍，每遍做20～30次。

（2）摩腹：两手搓热，相叠于腹部，在脐的周围，右边上来，左边下去，小圈、中圈、大

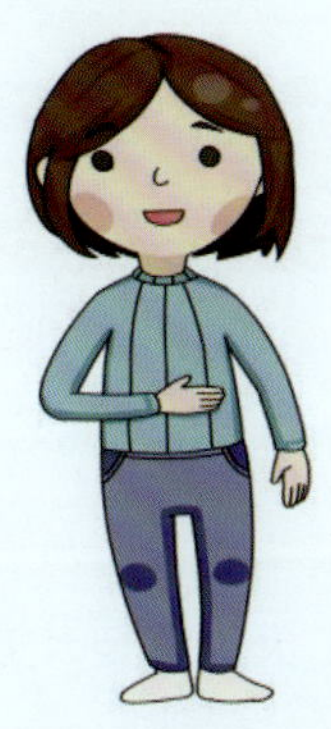

圈各转摩 20 次。能调节肠蠕动功能，解除术后腹胀便秘。

（3）扩肛：为防止肛门狭窄，术后 5 ~ 10 天内可用食指扩肛，每日 1 次。

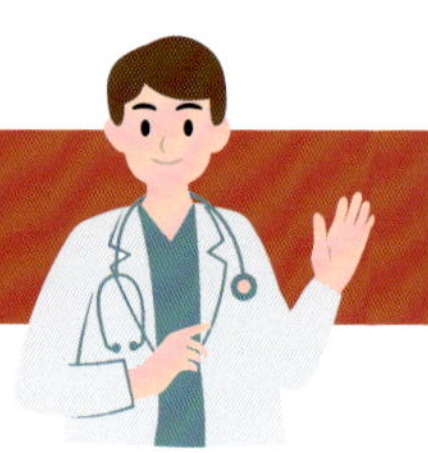

肛裂

肛裂是肛管皮肤全层裂开并形成的慢性梭形溃疡。排粪时和排粪后的肛门疼痛是肛裂最为重要的临床特征，常伴有局部瘙痒或便血，多系血热肠燥、大便秘结、排便暴力努挣致肛门损伤，复因染毒而致病。中医学又称为“钩肠痔”或“裂肛”。本病好发于肛门后正中，以青壮年多见。

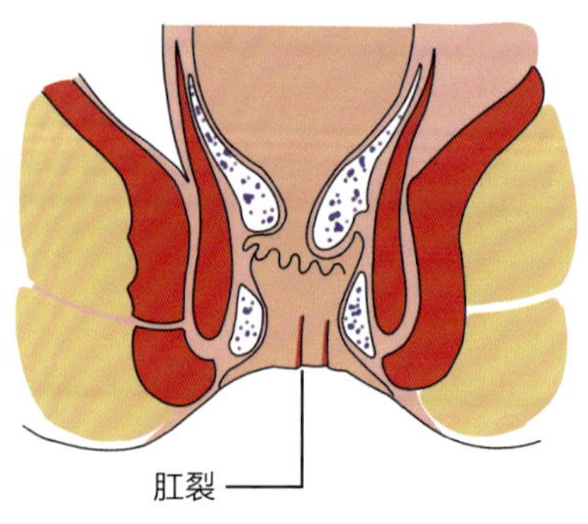

一 治疗方法

1. 内治法

（1）血热肠燥证

[治法] 清热凉血、滋阴润燥。

[方药] 凉血地黄汤加减。生地黄、当归、赤芍、黄连、黄芩、槐角、地榆、荆芥炭、天花粉、甘草。

（2）阴虚津亏证

[治法] 滋阴养液。

[方药] 六味地黄丸加减。熟地黄、山茱萸、山药、泽泻、茯苓、牡丹皮。

（3）气滞血瘀证

[治法] 清热利湿，祛风活血。

[方药] 止痛如神汤加减。秦艽、桃仁、皂角刺、苍术、防风、黄柏、当归尾、泽泻、槟榔、熟大黄、槐花、地榆。

2. 保守治疗

（1）熏洗法：中药熏洗坐浴可起到镇痛、

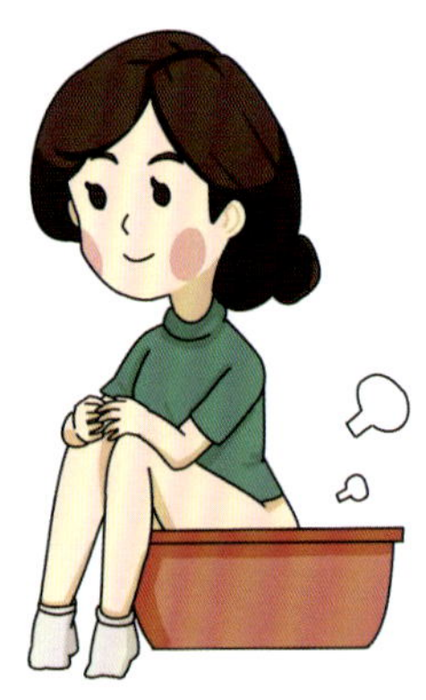

止血，促进溃疡愈合和降低肛管压力等作用，尤其适用于早期肛裂的治疗，能取得显著的疗效。可用清热解毒燥湿为主的汤剂熏洗，例如止痛如神汤，每天便后坐浴 1 次，每次 10 ~ 15 分钟。

（2）外用油膏、栓剂：可选用九华膏等外敷伤口，有抗炎止痛、生肌敛疮作用。合并肛乳头炎者坐浴后亦可用肛泰栓纳入肛内。

（3）针灸疗法：可调节直肠括约肌痉挛，取穴长强、承山、次髎、支沟、三阴交、天枢等。

（4）电针刺激：可取穴承山、长强等，以缓解肛门痉挛。

3. 药物治疗

（1）局部用药：硝酸甘油软膏的局部外用能有效地缓解括约肌痉挛，减轻疼痛。0.05% ~ 0.4% 浓度的硝酸甘油软膏，在缓解括约肌痉挛引起的疼痛及治疗慢性肛裂方面疗效明显。

（2）钙通道阻滞剂：钙通道阻滞剂外用可缓解肛裂导致的疼痛，促进愈合，并且不良反应少，地尔硫䓬和硝苯地平是两种最常用的药物。局部应用 2% 地尔硫䓬软膏，每天 2 次，可缓解肛裂患者伤口愈合。

（3）肉毒杆菌毒素：肉毒杆菌毒素是一种神经毒素，可抑制突触前摄取乙酰胆碱，注射后可使内括约肌持续松弛，治疗因括约肌痉挛引起的疼痛并改善血供，促进裂口愈合。

4. 器械治疗

肛门扩张术：局麻下手指或器械渐进扩肛

至4～6指，解除括约肌痉挛。适用于保守治疗无效但拒绝手术者。

5. 手术治疗

对于非手术治疗无效的肛裂患者，经综合评估后可考虑手术治疗。

（1）推移皮瓣肛门成形术：转移肛门周围皮瓣覆盖创面，用于肛管皮肤缺损较大者。与其他手术方式相比，推移皮瓣肛门成形术具有创面愈合时间短、复发少、并发症发生率低、肛门失禁风险低等优点，适用于肛门失禁风险高、顽固性慢性肛裂、肛门溃疡瘢痕增生经久不愈、肛管重度狭窄，以及保守治疗或括约肌切开术治疗无效的患者。

（2）侧方内括约肌切开术：侧方内括约肌切开术适用于括约肌高张力的肛裂，总体愈合率为92%～100%，被认为是治疗慢性肛裂的“金标准”。手术切开肛门内括约肌可使肛门内括约肌松弛，缓解排便后的肌肉痉挛，改善局部血供，减轻或消除疼痛。

 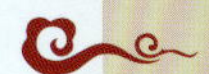

（3）肛裂切除术：通过切除裂口溃疡及其侧缘来彻底清除肛裂的手术方式。该术式需彻底开放创面，虽然常伴有术后出血、创面愈合时间较长等问题，但患者满意度高、并发症少、复发率低。常联合侧方内括约肌切开术，适用于合并肥大肛乳头的复杂肛裂。

二 饮食指导

1. 辨证饮食指导

血热肠燥证：可多食富含纤维素的食物，如荠菜、竹笋、黄花菜、蜂蜜、香蕉等，戒烟、酒。

阴虚津亏证：可多食梨、橘子、白木耳、香蕉、百合、瘦肉等营养丰富的食物，或用中药石斛、麦冬、枸杞泡茶饮，以养阴生津通便。

气滞血瘀证：可多食新鲜蔬菜，如冬瓜、荠菜、马兰头、芹菜等食物活血化瘀，多饮水，可以柠檬皮、佛手水煎代茶。

2. 常用食疗方

桑椹粥

[食材] 桑椹 30 克，糯米 100 克，冰糖 25 克。

[做法] 将桑椹浸泡片刻，洗净后与糯米煮粥，再加入冰糖共煮。每日 2 次，早晚服用，5 ~ 7 天为 1 个疗程。

[功效] 清热凉血。

木耳红枣羹

[食材] 黑木耳 15 克（泡发），红枣 10 枚，龙眼肉 10 克，藕粉 20 克。

[做法] 木耳红枣煮软，加龙眼肉煮沸，藕粉勾芡成羹。

[功效] 滋阴养液。

五仁粥

[食材] 火麻仁 10 克，松子仁 15 克，核桃仁 15 克，黑芝麻 15 克，甜杏仁 10 克，粳米 50 克。

[做法] 五仁捣碎与粳米同煮，粥成加蜂蜜调味，晨起空腹食用。

[功效] 润肠通便，活血化瘀。

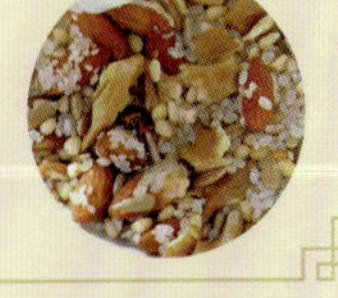

三 用药指导

血热肠燥证：中药汤剂宜凉服，增水行舟之剂常规煎服后可复煎当茶饮。

阴虚津亏证：中药汤剂宜温服，可用石斛、麦冬、枸杞泡茶饮，以养阴通便。

气滞血瘀证：局部以活血化瘀、消肿止痛中药（如中药马齿苋、五倍子、厚朴、芒硝、川椒、防风等）煎水熏洗。

四 生活起居

（1）多饮水，多吃蔬菜、水果及富含纤维素的食物，禁止饮酒及食用辛辣刺激性食物。

（2）养成定时排便的习惯，避免排便时间延长。

（3）出现便秘时，应增加粗纤维食物，必要时口服适量蜂蜜或润肠通便药物。

（4）出院时如创面尚未完全愈合者，正确配置坐浴液。每日温水坐浴，保持创面清洁，促进早期愈合。

五 情志调理

患者常常因排便后疼痛、出血而感到恐惧、紧张，因而出现忍便，导致大便干燥、秘结，造成排便更痛的恶性循环，影响患者的情绪和生活质量。因此，应做好解释宣教，安慰患者，指导相关的健康保健方法，以消除其不良情绪，保持心情舒畅。

六 中医特色技术

（1）术后疼痛：运用耳穴贴压，取穴肛门、直肠、神门等，每日按压3～5次，每次每穴1～2分钟。运用中药离子导入活血通络消肿止痛，取穴承山，每日1次，每次20分钟。运用中药熏洗，每日2次，每次熏蒸5～8分钟。

（2）术后排便困难：运用穴位按摩，取穴天枢、胃俞、足三里、中脘、支沟等穴。每日1～2次，每次每穴1～2分钟。

（3）术后排尿困难：运用艾灸，取穴气海、三阴交、足三里等。每日一次，每次每穴灸5～15分钟。运用穴位敷贴，取神阙，每日1次，时间为6～8小时。

七 康复锻炼

肛门括约肌功能锻炼：在排便后或睡前，取平卧位或坐位，或站立位。做深呼吸运动，有意

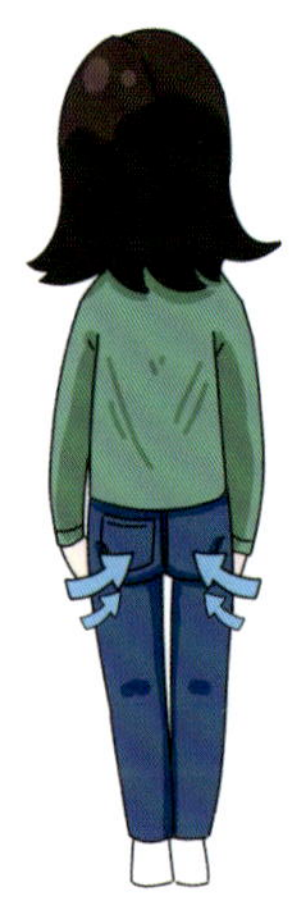

识地向上提升肛门，然后放松，再收缩，每日 2 次，每次 20 下。

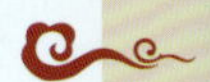

肛周湿疹

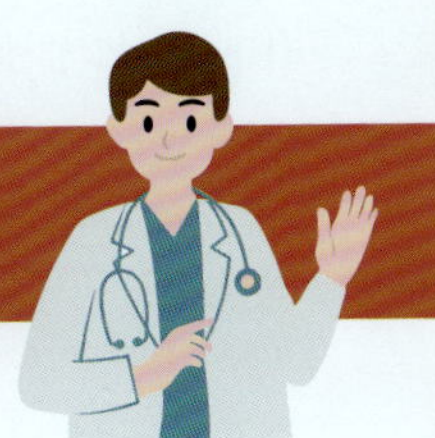

肛周湿疹是肛肠科常见的一种变态反应性皮肤病，其病变多局限于肛门口及其肛周皮肤，也可延及会阴部、外生殖器等部位。临床以瘙痒、局部分泌物增多、皮疹呈多形性、易复发为主要特点。由于其病程长，分泌物反复刺激，故肛门及肛周皮肤常变厚、苔藓样变或皲裂。本病任何

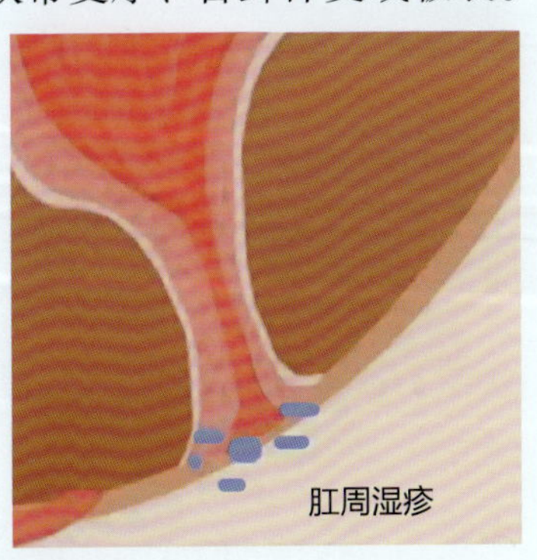

年龄与性别均可发生。本病属于中医“肛门湿疡”的范畴。

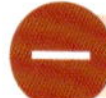

一 治疗方法

1. 内治法

（1）湿热下注证

[治法]清热利湿、祛风止痒。

[方药]萆薢渗湿汤加减。萆薢、薏苡仁、黄柏、赤茯苓、牡丹皮、泽泻、滑石、通草。

（2）脾虚湿蕴证

[治法]健脾利湿、祛湿止痒。

[方药]除湿胃苓汤加减。苍术、白术、茯苓、猪苓、泽泻、厚朴、陈皮、桂枝、防风。

（3）血虚风燥证

[治法]养血润燥，祛风止痒。

[方药]当归饮子加减。当归、白芍、川芎、生地黄、白蒺藜、荆芥、防风、何首乌、黄芪、甘草。

2. 保守治疗

（1）中药外敷：①番茄汁，番茄洗净后，

用乙醇消毒，去外皮，用纱布或灭菌铜丝网压出浆汁，用于外敷，每 3 ~ 4 小时更换一次。适用于湿热下注证：②湿毒膏，每日 2 次，涂敷患处，外用纱布包扎固定，适用于脾虚湿蕴证。③五倍子散，每日 3 次，涂敷患处，能收湿止痒，适用于血虚风燥证。

（2）针灸治疗：通过刺激特定的穴位，如曲池、血海、足三里、三阴交等，调节人体的气血、经络，达到治疗效果。

（3）物理治疗：①紫外线疗法，窄谱中波紫外线可抑制炎症反应，适用于慢性顽固性湿疹；②冷敷，急性期渗出或瘙痒明显时，可用生理盐水冷湿敷。

3. 药物治疗

（1）可服用抗组胺药物，如盐酸苯海拉明、异丙嗪等可止痒，加用地西泮等镇静药物。对伴有感染、发热、淋巴结肿大者，可酌情选用抗生素。

（2）急性湿疹无糜烂渗出者，可选用 2% 的硼酸溶液湿敷；糜烂渗出者，可选用 2% ~ 3%

硼酸溶液、0.5% 醋酸铅溶液湿敷。

（3）亚急性期以消炎止痒、干燥收敛为主，可用氧化锌油膏或乳剂外涂。

（4）慢性湿疹以止痒，抑制表皮血管增生，促进真皮炎症吸收为主，可选用 5% ~ 10% 复方松馏油、5% 糠馏油软膏、激素类软膏外涂。

4. 其他治疗

（1）饮食管理：避免辛辣刺激性食物、酒精、海鲜等，增加膳食纤维预防便秘。

（2）心理调节：压力或焦虑可能加重病情，需保持情绪稳定。

5. 手术治疗

（1）局部神经阻断术：通过阻断支配肛门周围的感觉神经（如阴部神经分支），减少瘙痒和疼痛信号的传递。对肛周急、慢性湿疹，见有局部潮湿、潮红、皲裂、皮肤粗糙、肥厚，或干糙脱屑、色素脱失者，可行肛周湿疹亚甲蓝封闭注射术。

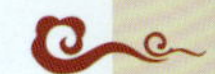

（2）皮瓣移植术：切除严重增厚、苔藓化或溃疡的病变皮肤，移植健康皮瓣修复创面。适用于长期慢性病变导致皮肤严重损伤或瘢痕形成。

（3）激光治疗：使用 CO_2 激光或铒激光去除表皮增生组织，促进伤口愈合。

二 饮食指导

1. 辨证饮食指导

湿热下注证： 宜食用冬瓜、薏苡仁、赤小豆、绿豆、苦瓜、黄瓜、马齿苋、茯苓等食物以清热利湿。

脾虚湿蕴证： 宜食用山药、莲子、芡实、白扁豆、小米、南瓜、鲫鱼等食物以健脾利湿、祛湿止痒。

血虚风燥证： 宜食用黑芝麻、红枣、枸杞、桑椹、黑豆、银耳、百合等食物以养血润燥、祛风止痒。

2. 常用食疗方

薏苡仁赤小豆粥

[食材] 薏苡仁30克，赤小豆20克，粳米50克。

[做法] 食材洗净后煮粥，可加少许茯苓粉增强祛湿效果。

[功效] 清热利湿，缓解急性期渗液。

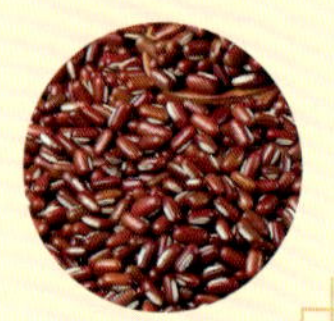

山药茯苓粥

[食材] 山药50克，茯苓15克，粳米50克。

[做法] 山药切块，与茯苓、粳米同煮至软烂。

[功效] 健脾利湿，祛湿止痒。

黑芝麻红枣粥

[食材] 黑芝麻 20 克，红枣 5 枚，粳米 50 克。

[做法] 黑芝麻炒香后与红枣、粳米同煮。

[功效] 滋阴养血，润肤止痒。

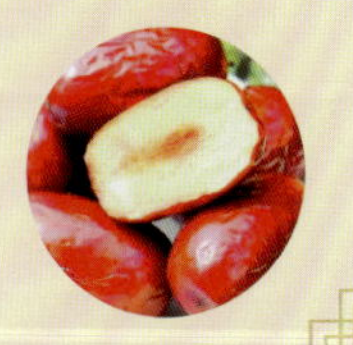

三 用药指导

湿热下注证： 可口服中成药四妙丸以清热利湿，中药汤剂宜饭后温服。每日 1 ~ 2 次使用苦参汤进行熏洗有助于清热燥湿，祛风止痒。也可使用黄连膏外涂，每日 1~2 次。

脾虚湿蕴证： 可根据医生医嘱，服用口服药物（如参苓白术散等），以健脾燥湿，亦可用苍术黄柏汤熏洗，每日 1 次。还可使用具健脾燥湿作用的药膏，如除湿止痒软膏外涂。避免过用苦寒药物伤脾，饮食忌生冷甜腻。

血虚风燥证：可以使用黄柏、地肤子等中药材煎水坐浴，帮助养血疏风、除湿润燥。根据医嘱使用养血润肤作用的药膏如紫草油等外涂润肤止痒。避免热水烫洗加重干燥。

四 生活起居

（1）便后用温水轻柔冲洗肛周，避免用纸巾用力擦拭；可选用无酒精、无香料的湿巾保持局部清洁与干燥。

（2）穿着宽松纯棉内裤，避免化纤或紧身衣物摩擦皮肤。出汗或排便污染后及时更换衣物，防止细菌滋生。若渗液较多，可垫无菌纱布吸收渗液，减少皮肤浸泡。

（3）忌辛辣（辣椒、酒）、海鲜、牛羊肉等发物，甜腻、油炸食品。每日饮水 1500~2000 毫升，保持大便通畅，避免便秘或腹泻刺激肛周。

（4）禁止搔抓，瘙痒时可轻拍或冷敷，剪短指甲，夜间戴棉质手套防止无意识抓挠。避免自行长期使用激素类药膏（如复方醋酸地塞米松乳膏），以防皮肤萎缩或依赖。

五 情志调理

正确认识疾病慢性特点，避免因反复发作产生焦虑或抑郁情绪。每日进行深呼吸、渐进式肌肉放松练习，缓解紧张情绪。练习冥想，听舒缓音乐，或阅读以转移注意力。与家人或朋友分享困扰，减轻心理负担。积极加入支持团体，参与慢性皮肤病患友交流，获取经验与信心。

六 中医特色技术

1. 缓解肛门瘙痒

（1）湿敷疗法：①大青叶水湿敷，患者可以用大青叶加水煎汤，然后湿敷患处，缓解肛周湿疹引起的瘙痒症状；②地榆马齿苋水湿敷，用地榆、马齿苋煎汤湿敷患处，也能有效地缓解肛门瘙痒的症状。

（2）中药熏洗疗法：可以用蛇床子、苦参、明矾等中药煎煮后熏洗坐浴，能清热利湿、止痒敛疮并有效地缓解肛门瘙痒的症状。

2. 缓解焦虑情绪

运用耳穴贴压技术，取穴神门、肺、脾、大肠、内分泌、皮质下等，用王不留行籽贴压，每日按压 3 ～ 5 次，每穴每次 1 分钟，3 天更换一次。调节脏腑功能，缓解焦虑情绪。

七 康复锻炼

1. 提肛运动

作用：增强盆底肌群，改善肛周血液循环，促进局部代谢。

方法：站立或平躺，收缩肛门及会阴部肌肉（类似忍大便动作）。保持收缩 3 ～ 5 秒后放松，重复 10 ～ 15 次为一组，每日 3 组。

注意：动作轻柔，避免过度用力导致疲劳。

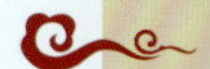

2. 八段锦（推荐招式）

（1）调理脾胃需单举：增强脾胃运化，改善湿邪内蕴。

（2）两手攀足固肾腰：疏通膀胱经，促进水液代谢。

每日练习 20~30 分钟，以微微出汗为度。

3. 呼吸导引法

（1）腹式呼吸：吸气时腹部鼓起，呼气时收缩，配合意念引导气血至肛周。

（2）六字诀“呼”字功：对应脾胃，呼气时发“呼”音，排出湿浊之气。

大肠息肉

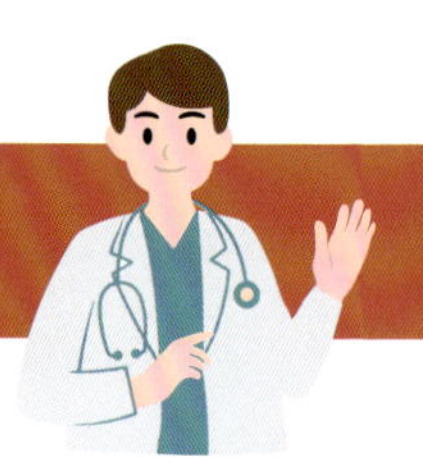

大肠息肉是指大肠管腔内壁长出的赘生物，多发生于结直肠，患者通常无明显症状，少数患者息肉体积较大时可出现腹胀、腹泻、便秘、便血等情况。大肠息肉多为良性病变，但仍有癌变的风险。

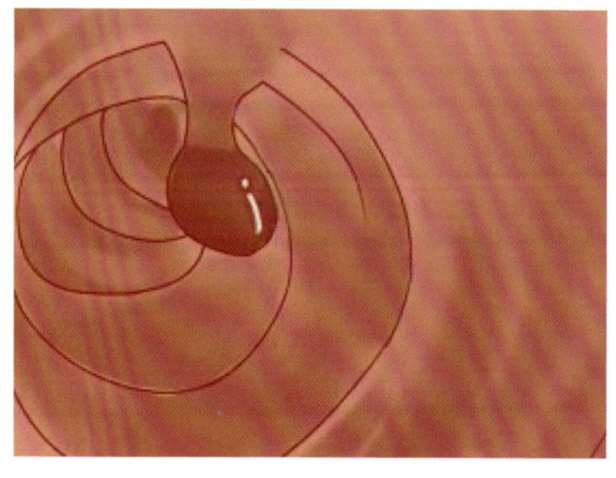

大肠息肉

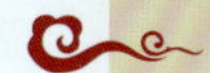

一 治疗方法

1. 内治法

（1）湿瘀阻滞证

[治法] 行气化湿，活血止痛。

[方药] 平胃散合地榆散加减。苍术、陈皮、地榆、槐花、茯苓、薏苡仁、莪术、丹参、赤芍、槟榔等。

（2）肠道湿热证

[治法] 清热解毒，行气化湿。

[方药] 地榆散合槐角丸加减。地榆、槐花、枳壳、槟榔、当归、赤芍、黄芩、茯苓、蒲公英、薏苡仁、防风等。

（3）气滞血瘀证

[治法] 活血化瘀，行气止痛。

[方药] 血府逐瘀汤加减。当归、生地黄、桃仁、红花、枳壳、赤芍、柴胡、川芎、牛膝、薏苡仁、槐花、地榆、桔梗、甘草等。

（4）脾虚夹瘀证

［治法］补益气血，活血化瘀。

［方药］四君子汤和化积丸加减。党参、白术、茯苓、薏苡仁、莪术、煅瓦楞子、丹参、三七、槟榔等。

2. 手术治疗

（1）活检钳除：是切除直径 < 5mm 息肉的常用方法。

（2）冷圈套：是切除 5mm~1cm 息肉的常用方法。

（3）氩气刀治疗：主要针对大量多发小息肉，通过氩气刀烫除息肉。

（4）内镜下黏膜切除术：是指于病灶的黏膜下层内注射药物形成液体垫后切取大块黏膜组织的方法，适合用于直径 1~2cm 的息肉。优点是能增加切除的面积和深度，达到根治的目的，主要用于部分无蒂息肉、平坦或浅凹陷型息肉、早期癌的切除，安全可靠，并发症少。

（5）内镜下黏膜剥离术：是指在内镜下经黏膜下层将早期癌肿病灶与其下正常的黏膜下层逐步剥离，以达到将病灶完整切除的目的。能完整切除 > 2cm 的较大病灶，复发率较低。主要适用于早期胃肠道癌症或癌前病变，局限于黏膜层或只有浅层黏膜下侵犯，同时无局部淋巴结及远处转移者。

二 饮食指导

术前 2 天，吃面条、藕粉、粥等易消化食物，忌食带籽、颜色较为鲜艳的食物，比如火龙果、西瓜、猕猴桃等。

术后第 1 ~ 3 天，以温凉、少渣的流食为主，推荐米汤、藕粉等；应少食多餐，及时观察餐后胃肠道反应，一旦出现胃胀或胃部不适等不良反应，及时告知医生，给予对症处理。

术后第 4 ~ 6 天，给予小米粥、稀饭或米糊、红萝卜汤汁等，补充修复伤口需要的营养素。

术后第 7 ~ 9 天，可以食用软质、纤维含量少的食物，如大米粥、红豆粥、烂面条、肉末菜叶粥、肉末蒸鸡蛋、豆腐鱼片汤等易消化、含丰富蛋白质的食物，可适当补充水果汁。

术后 2 周，开始逐步过渡到普通食物，但是避免刺激性食物；术后 4 周内，不宜进食牛奶、红薯等容易产气的食物，防止引起腹胀。

日常进食补中健胃的食物，如鸡蛋、瘦猪肉、羊肉、大枣、桂圆、白扁豆、山药、茯苓。

三 用药指导

（1）中药汤剂宜温服，分早晚二次饭后服用。

（2）口服导泻：①复方聚乙二醇电解质散，术前一晚开始服用，1000 毫升温水冲服第 1 袋复方聚乙二醇电解质散溶液，1 小时内饮用完毕，增加活动度或手法顺时针按摩脐周，增加排泄；次日晨再服用第 2 袋、第 3 袋，服药期间大量饮

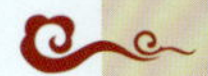

水，促进排便；②磷酸钠盐散，术前晚 7 点，用 800 毫升温凉水充分溶解后服用；次日晨 7 点（或在操作前至少 3 小时）服用，在可承受范围内多饮水。

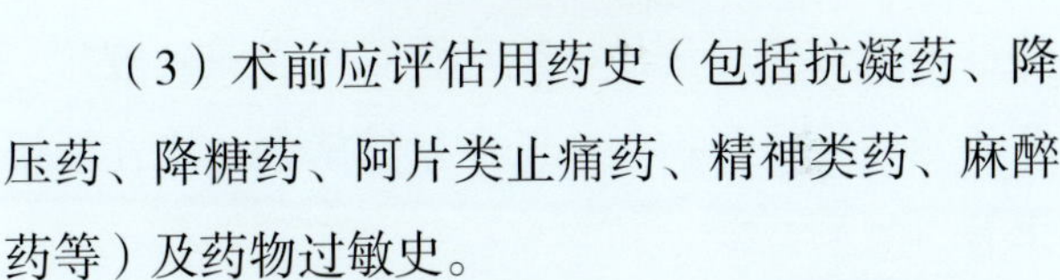

（3）术前应评估用药史（包括抗凝药、降压药、降糖药、阿片类止痛药、精神类药、麻醉药等）及药物过敏史。

（4）糖尿病患者在低渣 / 低纤维饮食期间，应遵医嘱调整降糖药使用剂量，禁食期间应暂停使用。

（5）服用抗凝药者，应遵医嘱于内镜诊疗前暂停用药 5 ～ 7 天。

四 生活起居

（1）每日步行运动 30 分钟、顺时针揉腹 10 分钟以促进肠道蠕动。

（2）定时如厕，避免久蹲，戒掉上厕所看报、看手机等不良习惯，养成规律排便的习惯。

（3）调整肠道亚健康状态，比如慢性肠道炎症（如溃疡性结肠炎、克罗恩病）；肠道菌群失调，诱发黏膜异常增生。

（4）避免长期高油、高盐、低纤维饮食（如爱吃油炸、红肉、加工肉，少吃蔬菜粗粮），以及过量摄入腌制食品、烧烤食物（含亚硝酸盐、多环芳烃等致癌物）；避免暴饮暴食、饮食不规律等。

五 情志调理

（1）调节情志，避免长期焦虑，肝郁气滞易致脾胃运化失常。

（2）情绪烦躁时，闭目静心，全身放松，平静呼吸。

（3）家属多陪伴，给予情感支持。

六 中医特色技术

（1）敷贴疗法：取穴神阙、天枢、关元，在调配好的中药粉末中加入适量黄酒调成膏状，做成直径约 0.5cm 的药饼，用胶布固定于所选穴位上。贴药后留置 6 小时。敷药后局部皮肤若出现红疹、瘙痒、水疱等过敏现象，应暂停使用。

（2）耳穴贴压：取穴小肠、大肠、胃、脾等，每穴持续按压 20 ~ 30 秒，间隔少许，重复按压，每次按压 3~5 分钟，每次一次，双耳交替。3 ~ 7 天为一个疗程。

（3）艾灸：取穴神阙、中脘、天枢、关元、气海等，每处灸 5 ~ 15 分钟，至皮肤出现红晕为度，每日 1 次，10 次为一疗程。

七 康复锻炼

术后 24 小时内，需卧床休息，可进行踝泵运动促进血液循环。

术后3天至2周内，可适当活动；术后1个月内避免剧烈运动及重体力劳动，以免切口破裂或钛夹脱落导致出血，之后恢复常规锻炼。

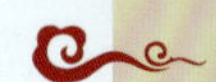

溃疡性结肠炎

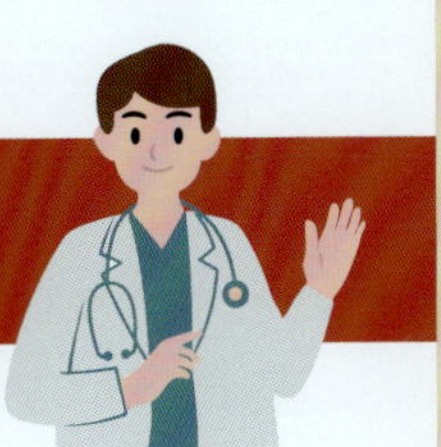

溃疡性结肠炎是一种慢性结肠炎，可以导致腹泻、黏液脓血便，属于渗出性腹泻。溃疡

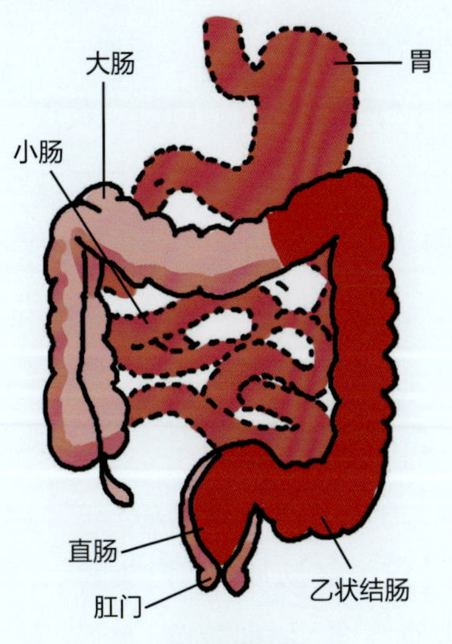

溃疡性结肠炎

性结肠炎的发病机制是各种原因导致的机体免疫紊乱，攻击自身的结肠黏膜，好发部位是直肠、乙状结肠，往往表现为腹痛、发热、黏液脓血便，肠镜下可以看得到结肠的溃疡、糜烂。

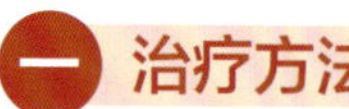

一 治疗方法

1. 内治法

（1）大肠湿热证

[治法] 清热化湿，调气和血。

[方药] 芍药汤加减。白芍、黄连、黄芩、木香、炒当归、肉桂（后下）、生甘草等。脓血便明显，加白头翁、地锦草、马齿苋以清热解毒，凉血止痢；血便明显，加地榆、槐花、茜草以凉血止血。

（2）热毒炽盛证

[治法] 清热祛湿，凉血解毒。

[方药] 白头翁汤加减。白头翁、黄连、黄柏、秦皮等。血便频多，加仙鹤草、紫草、槐花、地榆、

牡丹皮以凉血化瘀止血；腹痛较甚，加徐长卿、白芍、甘草以缓解止痛；发热者，加金银花、葛根疏风散热。

（3）脾虚湿蕴证

[治法]益气健脾，化湿和中。

[方药]参苓白术散加减。党参、白术、茯苓、甘草、桔梗、莲子肉、白扁豆、砂仁（后下）、山药、薏苡仁、陈皮等。大便白冻黏液较多者，加苍术、白芷、仙鹤草以燥湿健脾、凉血止痢；久泻气陷者，加黄芪、炙升麻、炒柴胡以补中益气、健脾止泻。

（4）寒热错杂证

[治法]温中补虚，清热化湿。

[方药]乌梅丸加减。乌梅、黄连、黄柏、桂枝、干姜、党参、炒当归、制附子（先煎）等。大便稀溏，加山药、炒白术以健脾燥湿止泻；久泻不止者，加石榴皮、诃子以收敛止泻。

（5）肝郁脾虚证

[治法]疏肝理气，健脾化湿。

[方药]痛泻要方合四逆散加减。陈皮、白术、白芍、防风、炒柴胡、炒枳实、炙甘草等。腹痛、肠鸣者，加木香、木瓜、乌梅以柔肝行气止痛；腹泻明显者加党参、茯苓、山药、芡实以健脾利湿止泻。

（6）脾肾阳虚证

[治法]健脾补肾，温阳化湿。

[方药]附子理中丸合四神丸加减。制附子（先煎）、党参、干姜、白术、甘草、补骨脂、肉豆蔻、吴茱萸、五味子等。腰酸膝软，加菟丝子、益智仁以温肾止泻；畏寒怕冷，加肉桂（后下）以温肾散寒；大便滑脱不禁，加赤石脂、禹余粮以收敛止泻。

（7）阴血亏虚证

[治法]滋阴清肠，益气养血。

[方药]驻车丸合四物汤加减。黄连、阿胶（烊化兑入）、干姜、当归、地黄、白芍、川芎等。

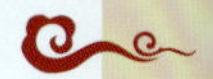

大便干结，加麦冬、玄参、火麻仁以润肠通便；面色少华，加黄芪、党参以健脾益气。

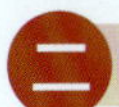

二 饮食指导

（1）急性期：宜食用流质或半流质食物，如米汤、稀藕粉、烂面条、小米粥等；优质蛋白质有助于修复受损黏膜，推荐食用蒸蛋羹、去皮鸡肉、瘦猪肉等，必要时采用肠内营养制剂。

（2）缓解期：忌服芹菜、韭菜、豆芽等，逐步恢复营养，预防复发。推荐一些软质低纤维食物，如煮烂的土豆、去皮苹果泥、白米饭、白面包、低纤维米粉、馒头等，逐步尝试少量低脂肉类（如鸡胸肉）、鱼（如鳕鱼、鲈鱼），适当吃一些新鲜的蔬菜、水果（如苹果可去皮蒸熟）。

（3）恢复期：饮食多样化，但应循序渐进。每周添加1~2种新食物，观察反应。增加抗炎食物，如姜黄（少量）、橄榄油、蓝莓（适量）。必要时补充钙、铁、维生素 B12（长期腹泻或药物影响吸收时）。

三 用药指导

（1）忌用止泻剂、抗胆碱能药物、阿片制剂、非甾体抗炎药等，以避免诱发中毒性巨结肠。

（2）美沙拉嗪片剂：按医嘱定时定量服药。饭前 1 小时服用。不良反应有胃部不适或肝功能的异常。

（3）药物在医生的指导下服用，使用糖皮质激素类药物时注意药物减量，且避免一下子停服。

四 生活起居

（1）患者应注意保暖，避免腹部受凉。

（2）注意劳逸结合，不可太过劳累。

（3）观察大便，如大便次数、是否有黏液或脓血及伴随腹痛腹胀、里急后重等症状。出现大便异常、大便次数增加，伴随明显黏液脓血应及时就诊。

五 情志调理

（1）家属和医护人员要主动与患者交流，耐心倾听患者因病情带来的痛苦和困扰。

（2）向患者及家属详细讲解溃疡性结肠炎的病因、发病机制、治疗方法、治疗周期及预后等知识，可通过发放宣传手册、举办健康讲座等方式，帮助患者正确认识疾病，消除因不了解疾病而产生的恐惧和焦虑。

（3）家属要给予患者充分的关爱和鼓励，让患者感受到家庭的温暖。

六 中医特色技术

（1）中药灌肠：中药灌肠是用导管将中药液体自肛门灌至直肠、结肠的方法，可使药液与肠黏膜病灶直接接触，根据医嘱选择灌肠药液，温度适宜，39~41℃为宜。

（2）耳穴贴压：取穴小肠、大肠、胃、脾等，每穴持续按压20~30秒，间隔少许，重复按压，每次按压 3~5 分钟，每日一次，双耳交替。3~7 天为一个疗程。

（3）艾灸：取穴神阙、中脘、天枢、关元、气海等，每处灸 5~15 分钟，至皮肤出现红晕为度，每日 1 次，10 次为一疗程。

七 康复锻炼

（1）患者可选择较为温和的运动方式，如散步、慢跑、打太极拳、做瑜伽等，但需注意运动强度。应循序渐进，以运动后不感到过度疲劳为宜。

（2）缓解期可开展八段锦功法练习，特别是八段锦中第 1 式、第 4 式、第 8 式功法。有研究表明，其能够疏达肝气、调畅气机，对于焦虑抑郁情绪有显著的调理作用。

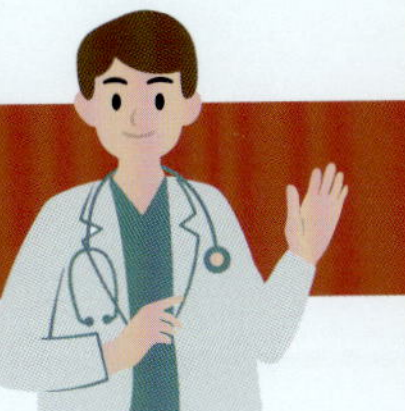

克罗恩病

克罗恩病是一种原因不明的肠道炎症性疾病，在胃肠道的任何部位均可发生，但好发于

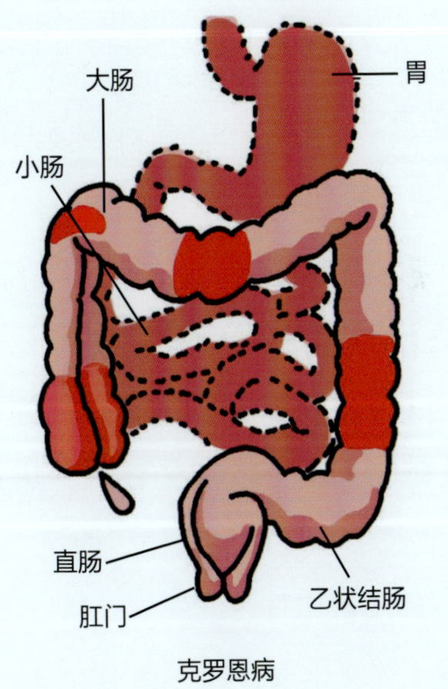

克罗恩病

末端回肠和右半结肠。本病和慢性非特异性溃疡性结肠炎统称为炎症性肠病，表现为腹痛、腹泻、肠梗阻，伴有发热、营养障碍等肠外表现。病程多迁延，反复发作，不易根治。目前尚无治愈方法，许多患者出现并发症，需手术治疗，而术后复发率很高。本病的复发率与病变范围、病症侵袭的强弱、病程的延长、年龄等因素有关，且死亡率也随之增高。

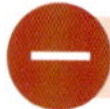

一 治疗方法

1. 内治法

（1）湿热蕴结证

[治法] 清热利湿，调气和血。

[方药] 芍药汤加减。黄芩、黄连、大黄、当归、白芍、木香、槟榔、甘草。热毒炽盛加白头翁、败酱草；便血加地榆、槐花。

（2）脾虚湿阻证

[治法] 健脾化湿，理气和中。

[方药]参苓白术散加减。党参、白术、茯苓、山药、扁豆、砂仁、陈皮、薏苡仁。久泻加诃子、石榴皮；湿重加苍术、厚朴。

（3）肝郁脾虚证

[治法]疏肝健脾，理气止痛。

[方药]痛泻要方合四逆散。白术、白芍、陈皮、防风、柴胡、枳实、甘草。气滞甚加木香、香附；脾虚甚加黄芪、党参。

（4）气滞血瘀证

[治法]活血化瘀，行气止痛。

[方药]少腹逐瘀汤加减。当归、赤芍、川芎、蒲黄、五灵脂、延胡索、没药。瘀久化热加牡丹皮、红藤；肠狭窄加三棱、莪术。

（5）脾肾阳虚证

[治法]温补脾肾，固肠止泻。

[方药]四神丸合附子理中汤。补骨脂、肉豆蔻、吴茱萸、五味子、附子、干姜、白术。久泻滑脱加赤石脂、禹余粮。

2. 保守治疗

（1）中药灌肠（适用于左半结肠型）：黄连、黄柏、白头翁、地榆、白及，浓煎100毫升，每晚1次。黏膜糜烂加锡类散；出血加云南白药。

（2）物理疗法：磁疗，改善局部微循环，促进炎症吸收（适用于轻、中度腹痛）。

3. 药物治疗

（1）西药治疗

氨基水杨酸类（轻中度）：美沙拉嗪（口服/灌肠）。

糖皮质激素（急性期）：泼尼松、布地奈德（局部作用强，全身副作用小）。

免疫抑制剂（维持缓解）：硫唑嘌呤、甲氨蝶呤。

生物制剂（中重度/难治性）：英夫利西单抗、维多珠单抗。

抗生素（合并感染）：甲硝唑、环丙沙星。

（2）中成药辅助

脾虚型：固肠止泻丸。

脾肾两虚型：补脾益肠丸。

便血明显：云南白药胶囊。

4. 器械与手术治疗

（1）内镜治疗

狭窄扩张术：球囊扩张肠狭窄处（避免完全梗阻）。

支架置入：临时缓解恶性狭窄（慎用，可能移位）。

（2）手术治疗

肠段切除术：适用于肠狭窄、瘘管、穿孔（尽量保留肠管，避免短肠综合征）。

造瘘术（临时/永久）：重症病例或术后保护性造瘘。

5. 预防与调护

情志调节：避免焦虑、压力（肝郁易加重病情）。

定期随访：每 3 ~ 6 个月肠镜评估黏膜愈合情况。

营养监测：补充维生素 B12、铁、钙（长期炎症易致缺乏）。

二 饮食指导

1. 辨证饮食指导

（1）湿热蕴结证（急性发作期）

[饮食原则] 清热利湿，易消化低渣。

[宜食] 清热利湿：绿豆汤、薏苡仁粥、冬瓜汤、马齿苋（煮水饮）；止血修复：藕粉、山药粥、白及粉（冲服）。

[忌食] 辛辣刺激（辣椒、花椒）、油腻（炸鸡、肥肉）、高纤维（粗粮、芹菜）食物。

[食疗方] 马齿苋薏米粥：鲜马齿苋 50 克，薏苡仁 30 克，煮粥食用（清热止泻）。

（2）脾虚湿阻证（缓解期）

[饮食原则] 健脾化湿，温和补益。

[宜食]健脾化湿：山药、莲子、芡实、茯苓（可煮四神汤）；温和蛋白质：蒸鱼、蛋羹、嫩豆腐。

[忌食]生冷（冰饮、沙拉）、难消化（糯米、年糕）。

[食疗方]山药扁豆粥：山药50克，白扁豆20克，粳米50克，煮粥（补脾止泻）。

（3）肝郁脾虚证（情绪相关加重）

[饮食原则]疏肝健脾，理气消胀。

[宜食]理气食物：陈皮茶、金桔、佛手（泡水）；舒缓肠道：小米粥、燕麦片（煮烂）。

[忌食]产气食物（豆类、洋葱）、咖啡因（咖啡、浓茶）。

[食疗方]玫瑰陈皮饮：玫瑰花5克，陈皮3克，沸水冲泡代茶（疏肝和胃）。

（4）气滞血瘀证（肠狭窄/瘘管倾向）

[饮食原则]活血化瘀，软坚散结。

[宜食]活血食材：黑木耳、山楂（煮水）、

桃仁（少量）；软烂低渣：芋头泥、南瓜羹。

[忌食] 坚硬粗糙（坚果、爆米花）、辛辣燥热（羊肉、桂圆）食物。

[食疗方] 山楂红糖饮：山楂 10 克，红糖 5 克，煮水饮用（化瘀止痛）。

（5）脾肾阳虚证（慢性虚弱）

[饮食原则] 温补脾肾，固肠止泻。

[宜食] 温补食材：红枣、桂圆（去核）、生姜（煮粥）；高热量易吸收：藕粉冲糊、米油（熬粥表层浓汤）。

[忌食] 寒凉（西瓜、苦瓜）、生冷（刺身、冷饮）。

[食疗方] 姜枣糯米粥：生姜 3 片，红枣 5 枚，糯米 50 克，煮粥（温中止泻）。

2. 疾病分期饮食调整

（1）急性发作期

[核心目标] 减少肠道刺激，补充电解质。

[推荐饮食] 低渣流质，如米汤、过滤蔬菜汤、

氨基酸配方营养粉。少量多餐（6 ~ 8 次 / 日），避免空腹。

[禁忌] 乳制品（乳糖不耐受）、高纤维、辛辣食物。

（2）缓解期

[核心目标] 修复黏膜、预防营养不良。

[推荐饮食] 低纤维软食，如去皮鸡肉、蒸蛋、香蕉、土豆泥；补充营养素，如维生素 D（日照 + 鱼肝油）、铁（动物肝脏泥）。

[慎用] 粗粮、坚果、酒精。

3. 常用食疗方

• 白及三七炖鸽汤（黏膜修复）•

[做法] 白及粉 10 克，三七粉 3 克，乳鸽 1 只（去油脂），炖煮 2 小时。

[功效] 促进肠道溃疡愈合，止血生肌。

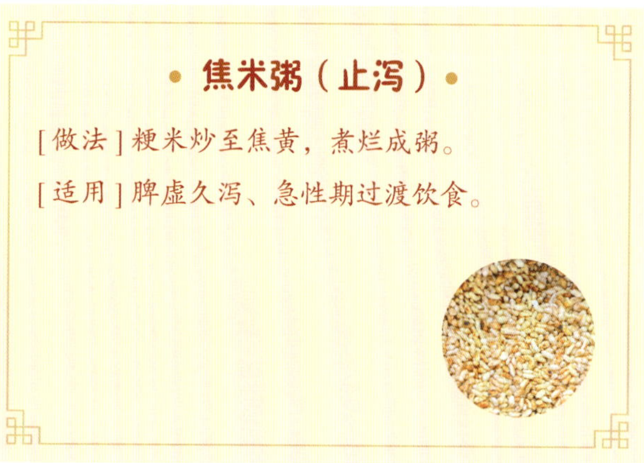

• 焦米粥（止泻）•

[做法] 粳米炒至焦黄，煮烂成粥。

[适用] 脾虚久泻、急性期过渡饮食。

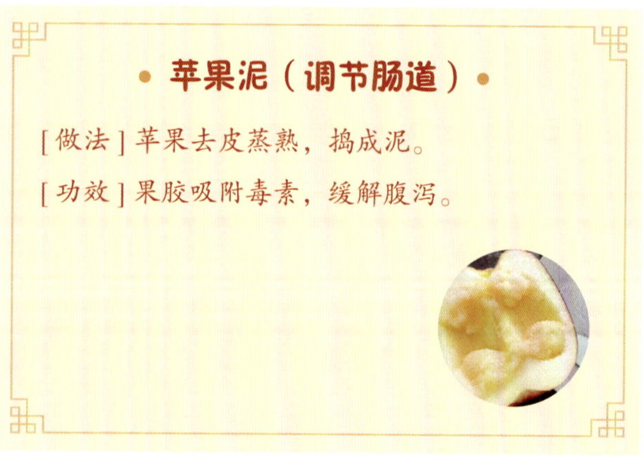

• 苹果泥（调节肠道）•

[做法] 苹果去皮蒸熟，捣成泥。

[功效] 果胶吸附毒素，缓解腹泻。

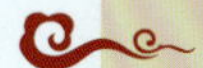

三 用药指导

1. 湿热蕴结证

中药汤剂：宜饭后温服（如芍药汤加减），忌生冷油腻。

外治法：急性期可予黄连、黄柏煎汤保留灌肠，每日 1 次。

注意事项：服用清热药期间若出现腹泻加重，需调整剂量。

2. 脾虚湿阻证

中药汤剂：宜饭前温服（如参苓白术散加减），可加红枣、生姜调味。

辅助疗法：艾灸足三里、神阙，每周 3 次。

注意事项：避免与寒凉食物（如冷饮、苦瓜）同服。

3. 肝郁脾虚证

中药汤剂：宜餐间温服（如痛泻要方合四逆散），配合陈皮茶疏肝。

注意事项：服药期间保持情绪平稳，避免郁怒。

4. 气滞血瘀证

中药汤剂：宜饭后热服（如少腹逐瘀汤加减），服药后轻揉腹部助药力运行。

注意事项：忌食生冷、辛辣食物，防止加重血瘀。

5. 脾肾阳虚证

中药汤剂：宜晨起空腹热服（如四神丸合附子理中汤），可佐以姜枣茶增强温补之效。

注意事项：服药后避风保暖。

四 生活起居

（1）告知患者急性期重症患者要卧床休息，保持病室安静，空气新鲜，温湿度适宜，保证充足的睡眠。

（2）缓解期以清淡易消化普食为主，注意饮食卫生，减少肠道感染。活动期以流质或半流质为主。伴有并发症者可禁食禁水，尽快给予治疗。

（3）注意休息，劳逸结合，保持心情愉快有助于利于本病康复。

（4）本病病程长，应严格遵医嘱用药，擅自停药会导致旧病复发。

（5）定期门诊复查。

（6）对于腹泻次数多的患者，要指导其大便后要及时用温水坐浴，保持肛周清洁干燥。注意观察肛周皮肤有无红肿，及时发现处理。要经常更换内裤，内裤要宽松柔软，棉布更透气。

五 情志调理

克罗恩病从发病至确诊往往需数月至数年。病程呈慢性，反复发作，有终身复发倾向。患者对本病均有明显恐惧感、焦虑感。因此，我们向患者及家属讲解疾病与精神因素的关系，强调良好的心理状态对疾病的重要性。多与患者沟通，

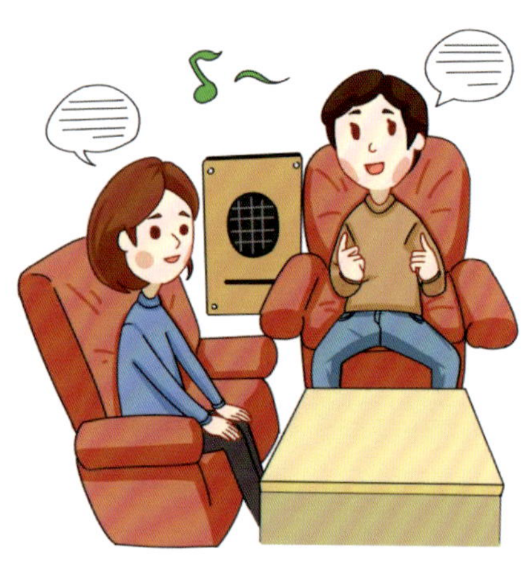

消除患者顾虑，帮助其有良好的心理状态积极配合治疗。

六 中医特色技术

1. 腹痛、腹泻（活动期）

艾灸：取穴神阙、关元、足三里、天枢，以温中散寒、缓解肠痉挛。

穴位敷贴：用吴茱萸粉和生姜汁，调敷，取穴中脘、脾俞、大肠俞，促进胃肠蠕动。

耳穴压豆：取穴交感、神门、大肠、小肠，调节肠道功能，减轻腹痛。

2. 肠梗阻 / 腹胀（狭窄型）

穴位按摩：按揉足三里、上巨虚、合谷、内关，缓解气滞腹胀。

中药热奄包：将小茴香和粗盐一起炒热后敷于腹部，取穴中脘、天枢，行气通腑。

3. 瘘管 / 肛周病变

中药熏洗：用黄柏、苦参、蒲公英煎汤熏洗患处，每日 1~2 次，消炎生肌。

艾灸：温和灸，取穴长强、承山，促进局部血液循环，加速愈合。

4. 疲劳、营养不良（缓解期）

艾灸：灸脾俞、胃俞、肾俞、足三里，增强脾胃运化功能。

穴位注射：选用黄芪注射液注射足三里，提高免疫力。

七 康复锻炼

1. 术后/缓解期康复要点

术后早期：以卧床休息为主，避免剧烈运动，防止伤口牵拉。

恢复期：逐步增加活动量，以低强度运动（如散步、打太极）为主，促进肠道蠕动。

排便管理：避免久蹲或过度用力，防止腹压增高导致复发。

2. 腹式呼吸训练

该法可调节自主神经功能，缓解肠痉挛；促进膈肌运动，改善腹腔血液循环。方法：平卧或坐位，全身放松，双手轻放于腹部。吸气时腹部缓慢鼓起（3 ~ 5 秒），呼气时腹部内收（5 ~ 8 秒）。每日 2 次，每次 10 ~ 15 分钟。

3. 提肛运动（适用于缓解期）

该法可增强盆底肌力量，改善肛门括约肌功能（尤其合并肛瘘/术后患者）。方法：全身自然放松，舌抵上颚，深吸气收腹，同时肛门向上提，

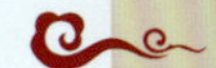

收缩肛门，屏息约 5 秒，深呼气放松腹肌，同时舒张肛门，全身放松，5 秒后再次重复。每日 2 组，每组 15 ~ 20 次。

肛肠健康综合调护指南

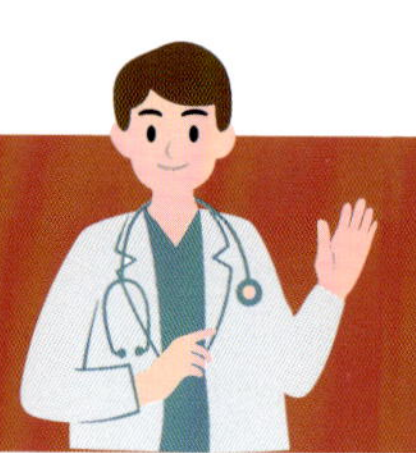

一 科学饮食：通调兼顾，平衡为要

1. 膳食平衡原则

避免极端饮食（如全素食或高脂饮食），每日需摄入优质蛋白（鱼、蛋、豆类）及适量碳水化合物，维持肠道菌群平衡。

粗纤维推荐，每日膳食纤维摄入量建议25～30克，可选用谷物类（燕麦、糙米、荞麦）、根茎类（红薯、芋头）、蔬菜类（卷心菜、芹菜、芦笋）。

2. 中医食疗

气血虚型便秘：黑芝麻＋核桃仁＋蜂蜜温水冲服。

湿热型便秘：薏苡仁 + 赤小豆煮粥。

3. 饮水技巧

晨起空腹饮 300 毫升温水（可加少量柠檬汁刺激肠蠕动），全天饮水量≥ 1.5 升，分次少量饮用。

二 运动养生：动静结合，升阳固脱

1. 提肛锻炼进阶法

基础式：站立 / 卧位，吸气时收缩肛门（如忍便状）3 秒，呼气放松，重复 50 次 / 日。

强化式：踮脚尖提肛（提升锻炼效果），配合会阴穴收缩。

提肛可振奋督脉阳气，防治中气下陷型脱肛。

2. 导引功法推荐

八段锦“调理脾胃须单举”和“攒拳怒目增气力”。

五禽戏“虎扑式”促进腹肌收缩。

三 中医外治法：药浴熏洗，通络活血

1. 坐浴方案

基础方：蒲公英 30 克，马齿苋 20 克，五倍子 15 克，煮沸后熏蒸 5 分钟，待温坐浴 10 分钟。

痔疮肿痛，加芒硝 20 克，冰片 3 克（后下）；术后愈合，加黄芪 30 克，当归 15 克补气生肌。

注意事项：水温 38 ～ 40℃，月经期禁用，熏洗后外涂芝麻油保湿防裂。

2. 穴位保健

日常按压：长强、承山各 3 分钟 / 次。

艾灸疗法：隔姜灸关元（增强肠道动力）。

四 生活调摄：防微杜渐，养成习惯

1. 如厕规范

采用蹲姿或使用脚凳抬高膝盖（保持 35°角最佳排便体位）。控制如厕时间 < 5 分钟，避免久蹲努责。

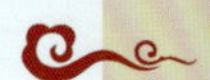

2. 情志调节

肝郁气滞易致肠腑不通，可饮用玫瑰花陈皮茶疏肝理气。

练习腹式呼吸（吸气鼓腹，呼气收腹）调节自主神经。

3. 高危人群防护

久坐者：每 1 小时做骨盆钟摆运动（顺时针 / 逆时针绕胯）。

产后女性：尽早进行盆底肌康复训练。

五 预警信号及就医指征

当出现以下情况时需及时就诊：①便血，颜色暗红或伴有黏液；②排便习惯突然改变（如便秘、腹泻交替）；③肛门持续疼痛超过 3 天未缓解。

肛肠疾病“三分治七分养”，坚持上述方法 3 个月可显著改善症状。建议 40 岁以上人群每年进行 1 次肛门指检和肠镜检查。

预防肛肠病复发的健康指导

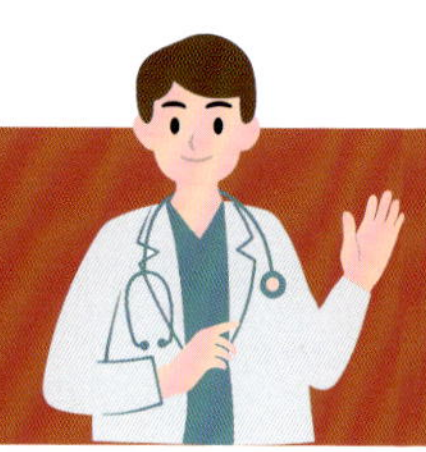

1. 建立良好的饮食习惯

首先饮食要均衡，“排便不好，就要吃全素”这种说法是不正确的。人体正常工作需要能量和蛋白，从饮食结构上来讲，建议多吃一些粗纤维的食物，如卷心菜、红薯、芋艿、芹菜、芦笋，都富含纤维，这是因为粗纤维食物可以增加肠道蠕动，促使肠道粪便尽快排出，一旦排便通畅，很多症状就会明显减轻。

2. 多饮水

多饮水也可以增加肠道蠕动，增加粪便的含水量，有利于排便顺畅。

3. 提肛锻炼

提肛锻炼被形象地比喻为肛门的体操，可以

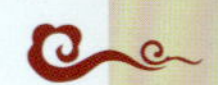

锻炼肛门的功能。通过收放肛门使得肛周血循环加速，新陈代谢加快，有利于炎症情况消散。方法：站位，平静地以“收－放－收－放”节奏收放肛门，每次持续3～4分钟，正常呼吸，不用很费力。

4. 坐浴

最后建议大家可以坐浴。用中草药来熏洗坐浴，熏蒸可以起到加速血液循环的作用。尤其手术后，熏洗坐浴应作为常规的治疗手段，可以促进伤口的愈合。如果家里没有足够条件坐浴的，那么可以在洗澡时，以适当的水温用水龙头冲洗肛门2～3分钟，可以保持肛门的清洁，防止感染。